Contribution à l'Étude

De la Fréquence, de l'Évolution et du Pronostic

DU

Goitre Exophtalmique

chez l'Homme

Imp. Jeannin, Trévoux.
1910

CONTRIBUTION A L'ÉTUDE

DE LA FRÉQUENCE, DE L'ÉVOLUTION ET DU PRONOSTIC

DU GOITRE EXOPHTALMIQUE CHEZ L'HOMME

Dr Louis PUZIN
Ancien Externe des Hôpitaux de Lyon

Contribution à l'Etude

De la Fréquence, de l'Evolution et du Pronostic

DU

Goître Exophtalmique

chez l'Homme

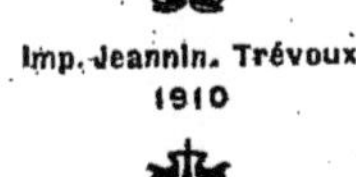

Imp. Jeannin. Trévoux.
1910

A MA GRAND'TANTE

A MON PÈRE ET A MA MÈRE

Témoignage de profonde reconnaissance

A MON FRÈRE

A MES AMIS

A MON PRÉSIDENT DE THÈSE

Monsieur le Professeur A. PIC

Professeur de Thérapeutique à la Faculté de Médecine de Lyon

Nous tenons à lui dire ici toute notre reconnaissance pour la confiance qu'il nous témoigne en nous proposant ce sujet de thèse et pour les marques de sollicitude qu'il nous donna pendant le semestre que nous avons passé dans son service.

A Monsieur le Professeur Agrégé L. TIXIER

En souvenir d'une année passée dans son service,
où il nous traita moins en élève qu'en ami.

A NOS MAITRES DANS LES HOPITAUX

PENDANT NOS ANNÉES D'EXTERNAT

MM.	GANGOLPHE.	BRET.
	Pr PONCET.	Pr PIC.
	TIXIER.	LAROYENNE.
	NOVÉ-JOSSERAND.	MOLIN.

Nous leur adressons ici nos remerciements pour les témoignages de sympathie qu'ils nous ont toujours donnés, ainsi qu'à MM. Nicolas et Voron, qui nous ont reçu très courtoisement dans leur service.

Nous ne voudrions pas, avant de commencer ce travail, oublier ceux dont les conseils et le concours nous ont été de grande utilité.

Nous adressons encore une fois tous nos remerciements à Messieurs Mouriquand, Bonnamour, Alamartine et Marchand, pour les documents qu'ils ont mis gracieusement à notre disposition.

Enfin, nous adressons un bon souvenir à tous nos camarades, en particulier au docteur Delaigue, pour les bonnes relations d'amitié pendant les années d'étude passées ensemble et trop vite écoulées.

INTRODUCTION

Après les travaux très nombreux et très remarquables, après les recherches, les thèses et les discussions de ces dernières années, qui ont eu pour sujet la maladie de Basedow, peut-être nous jugera-t-on bien audacieux d'aborder une fois encore pareil sujet, et se demandera-t-on si c'est véritablement faire œuvre utile que d'entreprendre une étude touchant cette affection.

Si cependant, parcourant d'un coup d'œil d'ensemble tous les travaux que le goître exophtalmique a suscités, nous les analysons jusque dans le détail et considérons cette partie de l'œuvre générale qui traite de cette affection chez l'homme, nous sommes véritablement frappés de ne rien trouver à ce sujet et de l'abandon, pourrait-on dire, dont elle a été l'objet.

Un malade fort intéressant, que nous pûmes étudier très complètement durant nos derniers mois d'externat, chez M. le Professeur Pic, fut en quelque sorte le point de départ de nos recherches, l'origine de notre thèse. Les détails symptomatiques que notre observation rapporte minutieusement, l'évolution surtout, comparable à celle d'un malade à peu près semblable traité à Sainte Marguerite quelques années auparavant, nous frappèrent et nous parurent capables à eux seuls d'inspirer un travail.

Nous avons dit le peu de ressources qui résulta pour nous d'un examen consciencieux des travaux suscités par le goître exophtalmique chez l'homme.

Tout au plus pouvons nous signaler la thèse de Daubresse, Paris 1883, et, depuis, la littérature étrangère comme la nôtre est muette à ce sujet.

Pour nous conformer à un ordre classique, et du reste rationnel, nous envisagerons les considérations pathogéniques auxquelles peut donner lieu la Maladie de Basedow, en particulier chez l'homme. Ce dernier point nous intéressant seul ici, on nous pardonnera de résumer hâtivement les diverses théories anciennes et récentes aussi bien vasculaires que sympathiques, glandulaires qu'infectiéuses. Nous insisterons plus spécialement sur ce point pathogénique que nous fournit l'étude de la sécrétion interne thyroïdienne envisagée dans ses rapports avec la sécrétion interne des organes génitaux ; rapports dont le rôle semble de nos jours prendre une importance de plus en plus considérable.

L'étiologie ne constituera qu'une faible partie de notre travail.

Nous insisterons dans les détails sur l'importance

plus ou moins grande de tel ou tel symptôme chez l'homme.

Enfin nous arriverons à l'étude de l'évolution et du pronostic de cette affection.

Bref, nous chercherons à mettre en valeur deux points : l'un étiologique et pathogénique, à savoir : la rareté de la Maladie de Basedow chez l'homme ; l'autre pronostic, sa plus grande malignité.

C'est là, croyons-nous, le véritable intérêt d'une telle tâche à laquelle, nous l'espérons, nos efforts n'auront point failli.

Pathogénie

Quoi de plus discutable et de plus discuté que les diverses hypothèses qui ont été successivement édifiées ; d'aucunes abandonnées ont été reprises ; d'autres plus ingénieuses, un instant en vogue, ont cédé la place à de plus récentes données d'une valeur scientifique véritable. Et cependant, au Congrès de Médecine de Bordeaux de 1907, l'accord était loin d'être fait, et les idées soutenues par M. Abadie n'étaient point définitives ni absolues.

Il ne nous appartient certes pas d'entrer dans une telle discussion; quel que soit son intérêt, quoiqu'elle fasse incontestablement partie de notre sujet, elle n'y doit pas occuper une place prépondérante. Aussi avons-nous résolu de l'effleurer en quelque sorte, en faisant un résumé des théories actuellement en faveur.

Puis, et c'est là véritablement que commencera l'étude pathogénique du cas qui nous intéresse, nous

— 13 —

nous efforcerons de rechercher quelles raisons, tant physiologiques que pathogéniques, nous paraissent favoriser, si l'on peut dire, le sexe masculin et, si ce n'est l'immuniser, tout au moins rendre la proportion chez lui singulièrement atténuée. Et l'on nous pardonnera de pencher un peu vers la théorie thyroïdienne qui nous a fourni des éclaircissements.

Loin de renier les explications que nous a apportées la théorie nerveuse, nous ne nous refuserons pas, malgré leur moindre importance, à un certain éclectisme. Ce chapitre, pour être complet, devrait encore répondre à cette question : « Pourquoi le goître exophtalmique est-il particulièrement grave chez l'homme, ainsi que l'établissent nos statistiques » ? C'est là un point qui reste pour nous dans le domaine des hypothèses et sur lequel nos recherches sont restées infructueuses.

Les théories anciennement appliquées à la pathogénie du goître exophtalmique étaient très nombreuses, on a aujourd'hui abandonné complètement les théories cardiaques et humorales désormais vouées à l'oubli.

Deux écoles restent en présence : L'une veut voir dans le trouble de la sécrétion interne du corps thyroïde et de la fonction thyroïdienne, dans les lésions pathologiques de cette glande, l'explication de divers symptômes ; ce sont les théories de Mœbius en Allemagne ; de Gley en France ; et à Lyon, M. le Professeur Renaut, dans la thèse de Bertoye, a décrit dans le goître exophtalmique une thyroïdite interstitielle qui oblitérerait les voies lympathiques. Quant à l'autre, pour ne citer que l'article de M. le Professeur Morat (Grand Sympathique et corps thyroïde), s'appuyant sur les résultats de la sympathitectomie pratiquée par MM. Jaboulay, Jonnesco, G. Marchant, Faure, Schwartz, et sans refuser à la théorie thyroïdienne toute son importance, elle semble devoir mettre définitivement en valeur la théorie nerveuse, ainsi que le proclame M. Abadie dans un très intéressant article paru en Mars 1908 dans la *Gazette des Hôpitaux* « Pathogénie et traitement du Goître Exophtalmique».

Les partisans de la théorie thyroïdienne apportent les résultats des études anatomo-pathologiques microscopiques, constatent les altérations de l'organe thyroïdien qui macroscopiquement paraît sain et invoquent une hyperthyroïdation de l'organisme, un trouble de la sécrétion interne. Nous verrons plus loin que celui-ci nous paraît bien certain : la concomittance des altérations avec d'autres sécrétions internes, celle de l'ovaire notamment, nous expliquant la fréquence plus grande chez les femmes, n'est point douteuse.

Quelle explication plus rationnelle, en effet, à la rareté chez l'homme que celle que nous fournit cette théorie.

Mais ici nous abordons la seconde partie de notre paragraphe, et il importe donc de préciser. Dans une Revue Générale sur la sécrétion interne de l'ovaire, M. H. Alamartine consacre quelques lignes aux rapports des ovaires et du corps thyroïde, à leur antagonisme, et résume ainsi les données actuelles de la physiologie à ce sujet : « L'existence des corrélations intimes entre les diverses glandes à sécrétion interne de l'organisme est aujourd'hui parfaitement démontrée.

Ovaires et Corps thyroïde.

Les rapports de l'ovaire et du corps thyroïde étudiés déjà par Gomez, Ocana, Hertoghe, Blondel, Dupré et Pagniez, ont tout récemment été repris par Parrhon et Goldstein, qui ont précisé l'action antagoniste de ces deux organes.

L'action antagoniste directe de l'ovaire sur le corps thyroïde et de ce dernier sur les ovaires est bien établie. Expérimentalement, Cecca a vu la thyroïde s'hypertrophier après l'ablation des ovaires. Lange a constaté le même fait pendant la grossesse, où la fonction des ovaires est assurément bien réduite.

. Inversement, Hofmeister, après la thyroïdectomie, a vu les ovaires s'hypertrophier.

Le corps thyroïde favorise le développement et la croissance des os (Poncet, Jeandelize). L'action de la sécrétion interne de l'ovaire sur le système osseux est tout à fait opposée. Fehling regarde l'ostéomalacie comme due à une exagération des fonctions ovariennes. Il en serait de même pour Parrhon et Goldstein, en ce qui concerne l'action de l'ovaire et de la thyroïde sur le tissu adipeux, le système pileux, les appareils cardio-vasculaires et vaso-moteur, les sécrétions sudorales et lactées, et enfin sur les échanges nutritifs (élimination urinaire). Les bons effets de l'opothérapie ovarienne dans le Goître exophtalmique. (Delaunay, Tillé, Moreau), viennent à l'appui des idées soutenues par Parrhon et Goldstein.

Hallion (1907) par injection d'extraits d'ovaires chez les chiens, dont il explorait le corps thyroïde au moyen du plétysmographe de Morat, a constaté dans cet organe une vaso-dilatation intense. Il s'agit bien là d'une congestion active, car elle coïncide avec une diminution de la pression artérielle générale. L'ovaire agit dont sur le corps thyroïde par l'intermédiaire de la sécrétion interne ».

Ainsi donc il y a entre ces glandes un antagonisme véritable et indubitable. Que l'une d'elles, l'ovaire, vienne à être altérée, ou que seulement sa fonction se réduise comme il arrive dans la grossesse, l'équilibre sera rompu et l'on verra naître les troubles divers qui constituent les symptômes mêmes du goître exophtalmique. Les organes ovariens ont donc un rôle physiologique considérable et leur fonctionnement, réduit au cours de la grossesse ou d'une de ces altérations si fréquentes, suffirait à expliquer le nombre des goîtres exophtalmiques chez la femme.

Trouvons-nous, par contre, des faits équivalents dans la physiologie des organes génitaux de l'homme? Non, et l'intégrité des testicules, dans les cas où cette affection attaque l'homme, semble hors de doute.

Mais tout en soulignant une dernière fois l'importance que nous attachons à l'antagonisme de ces sécrétions internes, à la théorie thyroïdienne par le fait même, nous ne pouvons nous refuser systématiquement à considérer les phénomènes nerveux, leur influence, à tirer de leur importance si grande chez la femme, une explication nouvelle à la rareté du goître exophtalmique chez l'homme, et rendre comme un hommage à la théorie nerveuse.

On ne saurait nier que la femme surtout est sujette aux troubles nerveux, bénins ou graves. Le caractère émotif n'est-il pas en quelque sorte l'apanage de ce sexe ? et les anciens auteurs n'attiraient-ils pas l'attention sur tous ces traumatismes moraux que l'on trouve souvent dans les antécédents de ces malades ; les chagrins, les émotions, le surmenage ? Les signes nerveux de tout ordre ne dominent-ils pas la symptomatologie de nombreuses affections particulièrement fréquentes chez la femme ?

Les névralgies, les anesthésies et hyperesthésies, enfin les troubles graves de l'hystérie, les migraines, les neurasthénies occupent dans les statistiques féminines |une place singulièrement importante. Cette sorte de nervosisme latent, mis en action par un trouble léger, se révèle dès les premières atteintes du goître exophtalmique. Chez l'homme, il n'occupera qu'un second rang.

Enfin, un dernier point particulièrement favorable à la théorie sympathique, vise les troubles graves qui accompagnent les premiers accidents « dits signes sympathiques » d'une grossesse, et qui sont souvent le point de départ d'un goître exophtalmique.

Nous n'ignorons point que l'anatomie pathologique n'a pas toujours montré des lésions du sympathique, n'a pas toujours confirmé la théorie nerveuse, mais, recherchant les causes favorisant l'apparition de l'affection chez la femme, nous ne pouvons négliger ces faits et leur enlever de leur importance. Nous sommes donc tentés d'admettre au début des troubles nerveux qui cèdent bientôt le pas aux accidents thyroïdiens, et en manière de conclusion, nous nous rallierons à cette conception de M. Abadie:

« Dans le goître exophtalmique, il y a deux phases bien distinctes: la première, c'est la maladie décrite par Graves et Basedow et comprenant, d'emblée comme symptômes, l'exophtalmie qui frappe tout d'abord, puis le goître, puis la tachycardie ; la seconde qui lui succède pour ainsi dire..., c'est l'intoxication thyroïdienne....... »

Dans bien des cas, il paraît qu'il en est ainsi ; or la première phase, la phase nerveuse, a chez la femme un terrain bien prédisposé, bien attaquable ; la seconde prédomine le plus souvent, du fait des altérations ovariennes. On comprend donc que l'homme se trouve singulièrement favorisé et l'on s'explique aisément le nombre limité des cas.

Par contre, on conçoit moins aisément pour quel motif le goître exophtalmique est pour lui un véritable péril, pour quelles raisons le pronostic est particulièrement sombre, ainsi qu'il résulte des statistiques que nous avons examinées et des observations que nous allons exposer.

De l'examen des symptômes, il ne nous paraît pas que l'on puisse tirer des conclusions valables ; tout au plus, l'hypothèse est-elle permise !

En effet, des signes nerveux nous retiendrons le tremblement, dont l'intensité est particulièrement notable. Les troubles psychiques doivent être, eux aussi, pris en considération.

En pouvons-nous conclure qu'il y a une atteinte profonde du système nerveux, que les lésions bulbaires ou cérébrales sont certaines ?

Nous le pouvons d'autant moins que l'anatomie pathologique ne nous donne que de bien vagues renseignements.

Sans quitter le domaine de l'hypothèse, nous tirerons encore un argument de la théorie des sécrétions internes. Comment mieux expliquer, en effet, cette gravité du mal chez l'homme que par le défaut même de cet antagonisme qui existe chez la femme entre la sécrétion interne du corps thyroïde et celle de l'ovaire et sur lequel nous avons précédemment insisté. Qu'un trouble grave survienne dans la sécrétion interne de la glande thyroïde, que l'hypertyroïdation s'établisse, aucun obstacle ne s'élèvera pour en atténuer ou diminuer les fâcheux effets, et les symptômes en tireront, on le conçoit, une exceptionnelle intensité, bien inquiétante pour l'avenir du malade.

Nous avons donc répondu aux questions pathogéniques que nous posions dès le début de ce paragraphe.

Mais nous le répétons : c'est sur des hypothèses seulement que nous avons pu baser nos réponses ; nous avons essayé de tirer des arguments de théories, si ce n'est opposées, tout au moins bien distinctes.

Les travaux d'expérimentation et de physiologie vérifieront peut-être dans l'avenir ce que timidement nous avançons aujourd'hui.

Observations

Il nous a semblé bon d'exposer ici nos observations, avant même d'aborder la question de l'étiologie et de la symptomatologie ; nous avons tenu à conserver notre ordre d'étude, c'est-à-dire à tirer des idées générales et des conclusions cliniques d'un exposé de faits variés. — Cet ordre, pour n'être pas tout à fait classique, est peut-être plus conforme à la logique.

Nous publierons d'abord les trois observations que nous avons pu recueillir dans le service du Professeur Pic.

La statistique que nous avons faite dans son service à l'Hôtel-Dieu, salle Ste-Marie et salle Ste-Marguerite, ne comporte que ces trois cas.

Pendant le même laps de temps, au contraire, la proportion chez la femme a été de huit cas. La plupart de ces malades ont été revues dans la suite ou ont donné de leurs nouvelles, et sauf une dont on a noté le décès, les autres vivent encore actuellement.

OBSERVATION I.

Service du Professeur Pic.

(Mouriquand et Bouchut, *Lyon Médical*, 2 février 1908).

Jo... Pierre, âgé de 44 ans, entré le 15 juillet 1907, dans le service du Professeur Pic, salle Sainte-Marie, n° 26.

Père mort probablement d'un néoplasme de l'estomac. Mère asthmatique.

Personnellement assez bonne santé dans l'enfance. Engagé dans la gendarmerie, il eut à 29 ans une première atteinte de rhumatisme articulaire aigu. Depuis lors, il a souffert presque chaque année de douleurs articulaires plus ou moins frustes.

Marié. Sa femme est internée dans un asile d'aliénés.

Il a deux enfants bien portants, âgés de 9 et 11 ans.

Ethylisme : 2 à 3 litres de vin par jour.

Pas de syphilis avouée.

Il y a deux mois, le malade fut pris d'une violente attaque de rhumatisme articulaire aigu généralisé qui a persisté pendant un mois et demi environ et n'a cessé complètement que depuis quinze jours. Pendant tout ce temps, le malade fut soumis au salicylate de soude. Depuis quinze jours, c'est-à-dire depuis la cessation des phénomènes articulaires, le malade accuse un état d'agitation, d'énervement très pénible. Il ressent en outre, depuis environ trois semaines, des palpitations fréquentes qui l'inquiètent beaucoup.

C'est pour ces motifs qu'il demande à entrer à l'hôpital.

A l'entrée, on est immédiatement frappé par le facies du malade dont le regard est brillant, d'une fixité étrange. On constate une notable exophtalmie et le signe de Stelwag. Pas de signe de Graefe.

Le corps thyroïde est uniformément augmenté de volume. Sa surface est lisse, régulière. Sa consistance élastique, demi-molle. La palpation à son niveau est très légèrement doulou-reuse.

Tremblement vibratoire, typique, généralisé, mais surtout appréciable au niveau des mains.

Cœur : pointe dans le 5e espace. Le rythme est très rapide et très irrégulier. Pas de bruits anormaux. Pas de frémisse-ments. La tachycardie et l'arythmie sont telles qu'il est très difficile de compter le nombre des pulsations, qui semblent varier entre 140 et 150.

Ces troubles du rythme s'accompagnent d'une sensation d'oppression et d'angoisse très pénibles. Rien aux poumons, sauf un peu de diminution du murmure vésiculaire à la base gauche.

Tube digestif : depuis cinq ou six jours diarrhée assez abon-dante qui a cessé partiellement aujourd'hui.

Anorexie : langue sèche. Le foie est un peu gros et doulou-reux, débordant les fausses côtes de deux travers de doigt.

Pas d'œdèmes. Pas d'ascite. Réflexes rotuliens légèrement diminués.

Urines : ni sucre, ni albumine.

5 août 1907. — Depuis l'entrée, légère amélioration de l'état général. Tachycardie un peu moins accentuée, mais toujours considérable, irrégulière. Battements des carotides. L'exoph-talmie a un peu diminué ; le malade semble moins énervé. On commence aujourd'hui des piqûres d'extrait de thymus de Jacquet (une injection tous les deux jours).

9 août 1907. — On a fait au malade deux piqûres d'extrait de thymus. La dernière injection a provoqué une douleur intense ayant persisté plus de 24 heures. La température s'est élevée à 39°, alors qu'auparavant elle était aux environs de la normale ou plutôt un peu au-dessus, entre 37°5 et 38°.

Etat d'énervement très marqué. Cœur : mêmes signes. Les urines, qui ne contenaient pas d'albumine, en contiennent aujourd'hui un gros disque.

17 août 1907. — Le malade qui avait voulu rentrer chez lui, est obligé de revenir à l'hôpital au bout de quelques jours.

Les symptômes se sont aggravés. On constate aujourd'hui, outre les signes notés antérieurement :

Ictère des conjonctives.

Gros foie débordant de quatre travers de doigt.

Œdèmes des membres inférieurs.

Tachycardie et arythmie extrêmes. Pouls incomptable.

Agitation très vive.

Diarrhée intense depuis huit jours.

Tremblement plus marqué.

Urines nettement hépatiques, très foncées, contenant de nombreux pigments et un gros disque d'albumine. Pas de sucre.

26 août 1907. — L'ictère s'est accentuée et est nettement perceptible au niveau de tous les téguments. Sous l'influence de la digitale, le cœur est un peu moins tachycardique et arythmique, néanmoins on note encore de nombreuses intermittences.

Pas de signes de rétrécissement mitral.

Rien aux poumons.

Le foie est toujours gros et on constate en outre, aujourd'hui, des signes nets d'ascite.

Œdèmes des membres inférieurs et de la région lombaire.

Urines : hépatiques, gros disque d'albumine.

Diarrhée persistante, liquide, verdâtre, subintrante ; 20 à 30 selles par 24 heures.

1er septembre 1907. — L'ictère s'accroît de plus en plus.

Malade agité, très dyspnéique.

Poumons : signes d'un léger épanchement à la base gauche.

Diarrhée toujours intense.

Tachycardie et arythmie extrêmes, malgré la digitale.

Le malade a eu hier une épistaxis assez abondante.

10 septembre 1907. — L'auscultation fait entendre aujourd'hui au cœur, à la pointe, dans le 6e espace gauche, un souffle systolique, bref, cinglant, en coup de fouet, se propageant nettement du côté de l'aisselle.

Pas de frémissement. Pas de bruit pré-systolique.

L'ictère, les œdèmes, l'ascite augmentent.

La diarrhée persiste.

21 septembre 1907. — Mort. La tachycardie et l'arythmie s'étaient encore accrues, le pouls était devenu absolument incomptable.

Urines rares, très foncées, contenant un gros disque d'albumine.

Autopsie le 22 septembre 1907.

A l'ouverture du thorax :

Epanchement bi-latéral (3/4 de litre dans chaque plèvre).

Adhérences pleurales résistantes aux deux sommets et au niveau des scissures interlobaires

A l'ouverture de l'abdomen :

Ascite citrine (3 à 4 litres).

Pas de lésions péritonitiques.

Poumons : cicatrice au sommet gauche. A ce niveau, épaississement et calcification localisée de la plèvre.

Pas de lésions tuberculeuses en évolution.

Congestion et œdème généralisés aux deux poumons.

Cœur : péricardite récente, dépoli de la surface endothéliale des deux feuillets péricardiques (langue de chat). Ces lésions sont généralisées, mais surtout accentuées au niveau de la base autour des gros vaisseaux où apparaissent quelques néoformations fibrineuses. Pas d'épanchement. Le myocarde est un peu mou, jaunâtre. Rien aux différents orifices du cœur. Pas de lésions d'insuffisance ou de rétrécissement ; partout les valves sont très souples et très lisses.

Rien à l'aorte. Pas d'athérome.

Foie : 940 grammes. Présente quelques lésions de péri-hépatite. Il est dur à la coupe, et sa surface de section est jaunâtre, scléreuse, un peu grasse.

Par places : zones de congestions inflammatoires récentes.

Vésicule du volume d'un gros œuf de dinde, distendue par une bile noire. Pas de calculs. Pas de péricholécystite. Rien sur le trajet du cholédoque.

Rien au pancréas.

Rate volumineuse : 540 grammes, dure, scléreuse.

Reins gros, 150 grammes chacun. Ils sont congestifs, durs. Diminution de la substance corticale. Augmentation de la substance médullaire.

Rien au tube digestif.

Corps thyroïde généralement hypertrophié, de consistance et d'aspect normal à la coupe.

Examen histologique (Dr Bériel).

Corps thyroïde : les vésicules sont bien développées, mais le volume variable, les unes plus grosses qu'à l'état normal, les autres plus petites, quelques-unes même à la lumière très réduite ou sans lumière encore apparente, comme dans les adénomes. Toutes les vésicules sont séparées par des bandes scléreuses hyalines relativement épaisses. Substance colloïde d'aspect normal.

Cœur : sclérose légère, mais généralisée, sous forme de fines bandes isolant les groupes de fibres myocardiques ; dans toute l'épaisseur du muscle, lésions artérielles peu marquées, sans doute en rapport avec la diffusion et le caractère discret de la sclérose. Çà et là, au niveau des nœuds de sclérose avoisinant les axes vasculaires, on voit de petits foyers de cellules inflammatoires. Le péricarde est lui-même très infiltré de ces exsudats cellulaires, très vascularisé, avec, en surface, un mince dépôt récent de fibrine. Fibres myocardiques sans altération apparente.

Donc : péricardite récente et sclérose diffuse légère du myocarde.

Foie : cirrhose à un degré moyen ; épaississement des espaces portes avec bandes fibreuses rayonnant à l'entour, mais sans déterminer des formations annulaires. Quelques néocanalicules peu nombreux. Rien aux canaux biliaires. Parenchyme présentant quelques points de surchage adipeuse et, autour des veines sus-hépatiques, de véritables infiltrations sanguines. Par ailleurs, cellules hépatiques d'aspect normal.

Reins : sclérose assez intense, étendue à toute l'épaisseur jusqu'aux pyramides, très diffuse, sans points plus particulièrement atteints les uns que les autres.

OBSERVATION II (inédite).

(Service du Professeur Pic).

Du... Benoît, âgé de 38 ans.

Entré le 29 février 1908.

Entré pour des douleurs occipitales et des sifflements dans les oreilles.

Antécédents. —Père mort d'une angine à fausses membranes.
Mère et une sœur vivantes.

Pas de maladie grave dans ses antécédents.

Ethylisme ancien (10 ans), nie la spécificité.

Le malade fut soigné, il y a six ans, par M. Roques, pour des douleurs occipitales vives et des bruissements dans les oreilles et guéri par un traitement bromuré. Il allait très bien depuis, et il y a 15 jours, à la suite de la grippe, il fut repris des mêmes troubles.

Actuellement. — Le malade entend bien, jamais de vertige. Ce qui frappe, c'est un tremblement léger, vibratoire, apparaissant lorsqu'on fait étendre les bras au malade. Les doigts écartés sont animés de vibrations peu étendues, mais rapides. Quand le malade lève la jambe au-dessus du plan du lit, apparition du même tremblement en masse. Tremblement des paupières quand le malade les ferme complètement. Nystagmus dans les mouvements extrêmes des yeux. Pas de tremblement de la langue.

Réflexes pupillaires conservés à la lumière et à l'accomodation, pas d'inégalité.

Réflexes conjonctival et pharyngien abolis.

Réflexes rotuliens normaux, pas de troubles de la sensibilité. Babinski nettement en flexion.

Force musculaire conservée.

Ni cauchemar, ni hallucination, mais le malade est peureux.

Rien aux poumons.

Cœur : Pointe dans le 5° espace, premier bruit accentué, véritable impulsion.

Pas de souffle. Pouls, 85.

Foie : Ne déborde pas les fausses côtes.

Hypertrophie en masse du *corps thyroïde*. Saillie un peu forte des globes oculaires.

Ni température, ni albumine.

9 mars. — M. Pic. — Malgré les bains et le bromure, l'amé-

lioration n'est pas évidente. Faiblesse générale, tremblement, palpipation.

Pas d'exophtalmie. Goître très évident, mais dur, siégeant au lobe médian. N'a pas l'aspect charnu et caractéristique du goître basedowien ordinaire.

Cœur : Trachycardie modérée 96.

Tremblement vibratoire à petites oscillations.

Traitement par les douches froides. Phosphure de zinc.

10 avril 1908. — On a fait 22 injections d'extrait de thymus, traitement par la quinine.

22 mai. — On a appris que le début de la maladie remonte au mois de janvier. Jusque-là le malade avait un goître, mais sans phénomènes nerveux. A ce moment, il prend la grippe, et c'est à la suite qu'il présente les symptômes de basedowification.

25 mai. — Passe dans le service de M. Bérard.

OBSERVATION III (inédite).

(Service du Professeur Pic).

R... Adrien, (à Grenoble, 42 ans, répétiteur au Lycée).

Entré le 24 septembre 1909.

Le malade entre pour des troubles nerveux.

Antécédents. — Père mort à 71 ans d'attaque d'apoplexie.

Mère morte à 70 ans, albuminurique. Un frère mort subitement à 51 ans et une sœur à 50 ans, de pneumonie.

Marié. — Femme bien portante. Deux enfants bien portants. Sa femme a eu trois fausses couches.

Le malade nie l'alcoolisme et la syphilis.

Absolument aucune maladie antérieure, jamais de rhumatismes.

L'affection actuelle a débuté en janvier 1909 (sans cause connue par le malade), par de la saillie du globe oculaire (il a d'abord été traité pour de la conjonctivite). Son cou a grossi peu à peu, et en même temps il est devenu d'un caractère plus nerveux et irritable.

On l'a trouvé atteint de *Maladie de Basedow*, et on l'a traité par l'électricité (courant continu), le bromure, l'iodure. Tout cela l'avait un peu amélioré, mais ensuite, à la suite d'une contrariété, il a rechuté.

A l'entrée. — Le facies est tragique ; les yeux très saillants, exophtalmie bilatérale très marquée, avec signe du carton très net. On note un goître surtout développé du côté droit, où on sent une petite tumeur molle. Au niveau du goître, on entend un souffle systolique et du côté droit, il y a un petit thryll veineux.

A l'œil, on note, outre l'exophtalmie, que la paupière supérieure est relevée. Signe de Graefe très net : pas de paralysie oculaire ; la convergence des 2 yeux est un peu pénible. La vision n'a pas diminué. La conjonctive est un peu enflammée, petite injection conjonctivale, et à quelque moment il y a du larmoiement. Pas de souffle oculaire.

Aux *membres inférieurs,* les réflexes rotuliens sont brusques, trépidation plantaire fausse (2 ou 3 secousses), pas de Babinski.

Hypéresthésie à la piqûre.

Pas de troubles de la marche.

Aux *membres supérieurs,* hypéresthésie à la piqûre, réflexes non exagérés, petit *tremblement de mains,* léger, palpipant, en plusieurs plans, pas très accentué.

Le réflexe massetérin n'est pas exagéré. Léger tremblement de la langue. Rien à la gorge.

Pas de céphalée. Caractère nerveux, irritabilité facile, le malade se met facilement en colère.

Les sueurs sont abondantes, le malade transpire facilement.

Troubles vasomoteurs très accentués.

Tube digestif. — Appétit conservé, digestions un peu pénibles, pas de vomissements, pas de constipation. Le malade a très facilement de la diarrhée. Le foie est un peu abaissé. La matité splénique est un peu augmentée d'étendue, rate non perçue au palper. Rien aux poumons.

Au cœur. — Pointe dans le 5°. Impulsion forte, à la pointe bruits forts. A la base, le long du bord gauche du sternum et au foyer aortique, petit souffle systolique plus intense.

Grosse tachycardie, pouls à 120 : fort régulier.

Pas de température, oscille autour de 37°.

Urine. — Mictions souvent paresseuses, pas d'incontinence d'urine. Les urines sont plutôt abondantes en ce moment, claires, pas d'albumine.

29 septembre. — Intradermoréaction à la tuberculine à 1/5000 = positive.

15 octobre. — Veut partir.

On a donné dans le service comme médicaments, une potion avec 5 grammes de salycilate de Na, et une avec 2 grammes 50 de bromure de strontium.

Monsieur le Professeur Poncet a bien voulu mettre à notre disposition ses observations sur le goître exophtalmique. Nous avons parcouru celles-ci se rapportant à un laps de 20 ans, de 1890 à 1910.

Pour une proportion de huit femmes entrées et soignées dans son service, nous ne trouvons qu'un homme dont nous publions l'observation.

OBSERVATION IV (inédite)

(Service du Professeur Poncet).

Ma. ...Louis, 36 ans, entré le 29 juillet 1899, St-Philippe, n° 10.

Antécédents héréditaires. — Père mort d'apoplexie. Mère était nerveuse et possédait un goître, morte.

Antécédents personnels. — Rougeole dans l'enfance, jaunisse à 20 ans.

Tempérament nerveux, s'émotionne facilement, a suivi un traitement hydrothérapique.

Depuis 15 ans, le malade a remarqué un accroissement du cou et des palpitations concomitantes.

Contre le goître, il a pris de l'iodure, des frictions à la pommade iodée.

Le goître diminua un peu, mais resta pourtant gros. Les palpitations ont subsisté. La marche rapide est impossible, par sensation d'étouffement à la gorge et accélération des battements du cœur.

Actuellement. — Le cou présente une masse au niveau du corps thyroïde, masse peu consistante, rénittente, grosse surtout à gauche, plus étalée à droite.

Circonférence du cou : 41 centimètres ; le malade dit avoir eu 43 centimètres.

La tumeur ne gêne pas la déglutition, ni la respiration.

Les carotides battent violemment.

Le pouls est rapide, fort, régulier (108) ; les deux pouls radiaux sont égaux.

Le tremblement des mains est peu accusé, mais existe. La pointe du cœur bat dans le 6°. Pas de souffle.

Aux yeux : Le regard est spécial, les yeux un peu saillants ; les pupilles, moyennement dilatées, réagissent bien à la lumière et à l'accommodation.

Pas de signe de Graefe.

Le réflexe cornéen est notablement diminué ; pas de réflexe pharyngien. La sensibilité à la piqûre est normale. Le malade a parfois des bouffées de chaleur sans motif.

Les forces ont diminué un peu, mais l'état général est bon, l'appétit un peu diminué, mais digestion et excrétion normales, rien aux poumons.

Salivation plutôt diminuée. Le malade ne fume pas.

1ᵉʳ août 1899. — Opération (M. Bérard). — Incision oblique gauche, dissection du goître qui est très vasculaire. Ablation totale de la masse droite, presque totale de la masse gauche. Le reste de l'organe est laissé à découvert dans la plaie.

2 Août. — Le soir et le lendemain, température 39°, pouls s'accélère.

4 Août. — Température 40°. Sérum artificiel.

13 Aout. — Le malade prend une pneumonie droite dont il meurt le 13 août.

Le professeur Jaboulay a pratiqué 28 interventions sur le goître exophtalmique. Nous avons pu les parcourir grâce à son obligeance et, alors que l'on trouve une proportion de 22 femmes, on ne voit que six cas se rapportant à des hommes.

OBSERVATION V (inédite)

(Service du Professeur Jaboulay).

B... Cl., homme de 29 ans.

A été aux colonies de 20 à 25 ans, fièvre intermittente, diarrhée.

D'abord troubles physiques. En 1902, on s'aperçoit de la présence d'un goître. En même temps exophtalmie, palpitations, amaigrissement rapide.

A l'entrée, goître diffus, exophtalmie bilatérale, tremblement des membres supérieurs. Tachycardie à 114. Battements épigastriques. Rien d'organique au cœur.

Traitement par la quinine sans effet.

24 juin. — Intervention.

OBSERVATION VI (inédite).

(Service du Professeur Jaboulay).

F... Pierre, homme 43 ans, St-Jean-de-Rey.

A 20 ans, rhumatisme articulaire aigu.

Début de la maladie de Basedow en juin 1904, à la suite de chagrins, par du tremblement : 2 ans plus tard, palpitations, puis goître.

Goître prédominant à droite, expansif soufflant, pulsatile, pouls à 120, 140, pointe dans le Ve espace, souffles inorganiques, éréthisme cardiaque.

Tremblement très accentué, exophtalmie, tremblement des paupières. Mydriase. Troubles psychiques.

3 mai 1905, intervention.

OBSERVATION VII.

Jaboulay.

(Chirurgie du Sympathique o.13).

Maladie de Basedow complète.

B... Jean, homme, 43 ans, à Panissières.

Début il y a 5 ans, par augmentation de volume du cœur

Depuis 1 an, accroissement du goître.

Tremblement.

Exophtalmie.

Pas de palpitations.

A l'entrée dans le service, exophtalmie très nette. Signe de Graefe. Hypertrophie générale du corps thyroïde. Tremblement vibratoire des mains. Ecriture illisible.

Tachycardie, 148.

10 octobre 1898, intervention.

OBSERVATION VIII.

Jaboulay.

(Chirurgie du Sympathique, o. 14)

Maladie de Basedow complète. Goître.

Basedowifié à début brusque,

Homme, 57 ans.

Il y a 8 ans, goître ayant disparu presque complètement par l'iodure. Symptômes de Basedow apparus brusquement à la suite d'un accident.

A l'entrée, Tachycardie et arythmie, 110.

Palpitations. Dyspnée. Tremblement atténué au repos, augmenté après la fatigue.

Exophtalmie assez marquée. Pas de Graefe. Goître peu apparent. Tour de cou, 36 centimètres. Albuminurie.

29 mai 1098, intervention.

OBSERVATION IX.

MM. Jaboulay et Ducroux.

(Soc. nat. de Méd. de Lyon, 6 décembre 1909).

H... 32 ans.

Tachycardie 120-130, tremblement, regard brillant sans exophtalmie vraie, goître assez développé, hébétude et asthénie assez accusée.

23 novembre 1909, intervention.

Le soir, le malade mourait en proie à une agitation extraordinaire.

OBSERVATION X.

Service du Professeur Jaboulay

(In thèse Alamartine, n° 13).

H... 19 ans.

Maladie de Basedow vraie remontant à deux ans; évolution

rapide, goître exophtalmique, pouls à 140, palpitations, tremblement, troubles trophiques.

10 et 13 mai 1909, intervention.

Revu un an après, le malade est amélioré quoique le goître
ait persisté.

Monsieur le professeur Rollet a publié, dans la
thèse de Le Gras de Vaubercey, une observation d'un
homme qui s'est présenté à la clinique ophtalmologique pour des troubles oculaires et pour lequel on
a porté dans la suite le diagnostic du goître exophtalmique.

OBSERVATION XI.

Recueillie à la Clinique ophtalmologique de M. Rollet.

(In. Thèse de Le Gras de Vaubercey).

T..., homme, 50 ans, employé, venu à la consultation de
M. Rollet, à l'hôpital de la Croix-Rousse, au mois de mars 1901.

A ce moment, l'exophtalmie qui avait débuté un an auparavant, était franchement uni-latérale gauche, pas d'autres
troubles oculaires. Comme il n'y a pas d'autres signes de maladie de Basedow, ni du côté du cou, ni des vaisseaux, on
réserve le diagnostic.

Le malade revient le 21 août 1908, et raconte que depuis un
mois, l'exophtalmie a gagné l'œil droit avec légère diplopie.

Le malade présente, en outre, les principaux signes de la
maladie de Basedow (exophtalmie, tachycardie, pouls = 110,

tremblement, difficulté de la parole, nervosisme, émotivité), pas de goître.

18 septembre 1908. — Pouls = 112, le tremblement persisté. Pas d'hypertrophie vraie du corps thyroïde. On sent un peu les lobes latéraux.

Traitement par la quinine à haute dose.

14 mars 1910. — On revoit le malade qui se déclare amélioré, l'exophtalmie est bilatérale, mais plus marquée à gauche. Symptômes de Stellwag et de de Graefe, plus nets de ce même côté. Signe de Mœbius, pouls = 106. Léger tremblement des extrémités. Pas de palpitations. Légère difficulté de la parole.

Nous remercions M. le professeur agrégé Bérard, qui nous a communiqué sa statistique de goîtres exophtalmiques.

Il a pratiqué en tout 5 interventions, dont une sur un homme ; avec son autorisation nous la reproduisons.

OBSERVATION XII.

(Service de M. Bérard. Obs. 3. In. Thèse Alamartine).

H..., 31 ans, professeur, très intelligent et s'observant très bien.

Goître depuis l'âge de 7 ans ; depuis dix-huit mois, amaigrissement de 10 kilos, nervosisme, perte de l'énergie, torpeur intellectuelle, exophtalmie, tremblement vibratoire. Pouls :

110-130. Goître à caractères Basedowiens, le noyau primitif est perceptible à droite. Traitement médical pendant six mois sans résultat (riz de veau et lactate de quinine.

6 février 1908. Intervention.

Suites éloignées, amélioration, mais le goître persiste.

Nous avons retrouvé dans les *Annales de Médecine* de Lyon, une observation de M. Teissier, se rapportant à un cas de goître exophtalmique chez l'homme ; ainsi qu'une d'un enfant de 4 ans 1/2 dans le Bulletin de la Société médicale des Hôpitaux de Paris.

Nous la publions, car c'est le plus jeune cas que nous ayons trouvé dans la littérature médicale.

OBSERVATION XIII (résumée).

Annales de Médecine de Lyon, 1863-1863 (Teissier).

X..., de Lyon, âgé de 53 ans, de tempérament nerveux, a eu de 30 à 35 ans, une gastralgie accompagnée d'un état nerveux singulier, caractérisé par un sentiment d'indifférence à toutes les causes de peine ou de plaisir.

De 30 à 35 ans, bonne santé.

En 1860, chagrin qui lui laissa une profonde tristesse; quelques mois après le corps thyroïde commença à grossir et acquit en peu de temps un volume notable, surtout du lobe droit.

Un peu plus tard, battements de cœur violents, oppression à la marche. Ces palpitations et l'essoufflement revenaient par accès. Il perdit le sommeil, devint impatient et irritable, s'aperçut que son pouls avait une grande fréquence et maigrit rapidement.

Violente impulsion du cœur et souffle systolique à la base. Pulsations des vaisseaux du cou. Pouls très fréquent. Agitation nerveuse augmentée par la chaleur et diminuée par le froid. Faiblesse générale et amaigrissement notable. Œdème des jambes.

Pas d'exophtalmie.

Depuis 3 ans, la maladie a eu plusieurs temps d'arrêt et plusieurs récidives.

Toutes les médications essayées ont échoué.

Depuis 1860, le malade passe son été dans la montagne et a été amélioré. Pouls moins fréquent. Battements du cœur ont diminué de violence, sommeil est revenu, mais le corps thyroïde est toujours volumineux.

OBSERVATION XIV.

Bulletin de la Société Médicale des Hôpitaux de Paris

(Variot et Roy).

Edmond N...

Le jeune malade, âgé de 4 ans, a eu les premiers accidents il y a environ un an. On observe chez lui la triade classique : exophtalmie, goître, tachycardie, mais il n'y a pas eu chez lui ni signe de de Graefe, ni signe de Mœbius, ni tremblement manifeste. Le foie et la rate sont hypertrophiés.

Le malade a des crises de diarrhée et est très amaigri. L'état du malade s'est amélioré un peu sous l'influence du traitement thyroïdien. Ce goître exophtalmique est d'interprétation difficile, il semble devoir être rapporté à un état dystrophique plus ou moins prononcé.

Des travaux de chirurgiens allemands et suisses tels que Kroënlen, Kummel, Krecke, Mickulitz, Köcher, etc, etc., qui ont publié des statistiques d'ensemble depuis 1900, parmi celles que nous avons pu nous procurer, nous avons tiré des renseignements très intéressants, soit sur les proportions de homme à femme, soit sur le pronostic et les résultats opératoires.

Il nous a paru bon d'exposer ici, après les observations françaises, les cas étrangers se rapportant à l'homme.

Kocher de Berne a rapporté, au 37e congrès allemand de Chirurgie (Berlin, avril 1908), 58 observations sur des interventions pratiquées dans son service sur le goître exophtalmique.

Pour une proportion de 8 hommes, nous trouvons 50 observations de femmes.

Et tandis que d'après Köcher lui-même, ces 8 cas constatés chez les hommes sont tous graves, sur les 50 femmes observées on trouve seulement 32 cas graves, 16 cas moyens, avec prédominance seulement de tels ou tels symptômes, et bon état général, et 2 cas de maladie de Basedow à forme fruste.

OBSERVATION XV (Kocher).

Homme, 56 ans (Cas grave).

Début brusque il y a un an, à l'occasion d'un traumatisme du pied. Depuis quelque temps, amaigrissement. Apparition de la maladie de Basedow, à marche rapide. Pas de goître antérieur connu.

Goître à droite diffus, dur, expansif, pulsatile, souffle systolique. Cœur normal. Pouls à 110, tremblement, palpitations, exophtalmie, sueurs profuses, amaigrissement rapide, diarrhée.

Intervention.

Revu au bout de 3 ans, amélioré.

OBSERVATION XVI (Kocher).

Homme, 39 ans (Cas grave).

Pas de goître antérieur. Depuis un an, maladie de Basedow à marche rapide.

Goître bilatéral, pulsatile, avec souffle systolique. Au cœur, souffle systolique. Pouls : 110-130. Palpitations, tremblement. Exophtalmie considérable, nervosisme, amaigrissement, diarrhée, vomissements.

Intervention.

Revu au bout de 2 ans, guéri.

OBSERVATION XVII (Kocher).

Homme, 30 ans (Cas grave).

Début il y a 4 ans, gros cou et subitement symptômes de Basedowisme.

A gauche, lobe un peu plus gros que normalement, expansif, pulsatile avec souffle systolique. Gros cœur, souffle systolique au foyer pulmonaire. Pouls à 106. Exophtalmie considérable prédominante à gauche. Tremblement, palpitations, amaigrissement, etc.

Intervention.

Revu au bout de 2 ans, guéri.

OBSERVATION XVIII (Kocher).

Homme, 18 ans (Cas grave).

Pays et famille goîtrigène. Petit goître depuis l'enfance. Développement physique arrêté à 12 ans. Etat psychique rudimentaire.

Depuis 2 mois, le goître s'est mis à grossir sans cause connue, avec symptômes de Basedowisme.

Goître diffus, expansif, pulsatile. Souffle systolique au niveau des vaisseaux. Gros cœur, souffle diffus. Pouls 92-120. Exophtalmie bilatérale, tremblement, agitation, dyspnée, amaigrissement, diarrhée.

Amélioration passagère.

Intervention.

Revu au bout de 2 ans, amélioré.

OBSERVATION XIX (Kocher).

Homme, 31 ans (Cas grave).

Goître depuis l'âge de 15 ans, développement rapide depuis 3 ans sans cause appréciable ; depuis quelque temps symptômes de Basedow.

Goître bilatéral, diffus, souffle systolique surtout au niveau des artères thyroïdiennes.

Pouls à 92, cœur normal.

Forte exophtalmie bilatérale.

Palpitations, tremblement.

Intervention.

Revu au bout de 2 ans, amélioré.

OBSERVATION XX (Kocher).

Homme, 30 ans (Cas grave).

Début il y a 3 ans, d'une maladie de Basedow typique. Pas de goître antérieur.

Goître bilatéral, pulsatile avec souffle systolique. Gros cœur avec souffle systolique. Pouls à 92, avec parfois des crises de tachycardie très vives. Tremblement, exophtalmie considérable, nervosisme, amaigrissement.

Intervention.

Revu au bout de 7 ans, guéri.

OBSERVATION XXI (Kocher).

Homme, 62 ans (Cas grave).

Depuis 7 ans, goître et nervosisme.

Depuis 2 ans, symptômes de Basedow.

A droite, goître du volume d'une pomme.

Cœur normal. Pouls de 80 à 90.

Exophtalmie bilatérale.

Tremblement, palpitations, nervosisme, etc.

Intervention.

Revu au bout de 6 mois, complètement guéri.

OBSERVATION XXII (Kocher).

Homme, 32 ans (Cas grave).

Il y a 5 ans, à la suite d'une influenza, symptômes de Basedow diagnostiqués par le Professeur Erb.

Amélioration par le traitement médical, récidive ces derniers temps.

Goître à gauche, avec souffle systolique. On entend également ce souffle au niveau du lobe droit à peine hypertrophié. A la base du cœur, souffle systolique. Pouls à 120. Pas d'exophtalmie nette. Tremblement, palpitations, nervosisme, amaigrissement.

Intervention.

Revu au bout de 3 ans guéri.

Laudström J., dans les Archives de Médecine, a publié la statistique de Berg et Ackermann de Stockolm.

Sur 52 interventions pour le goître exophtalmique, ils n'en ont pratiqué que 5 chez l'homme. Ces cinq cas sont tous des cas graves avec mauvais état général.

Tandis que chez les femmes cette proportion de cas graves n'est que de 15, nous trouvons 24 cas moyens, et 8 cas de maladie de Basedow, à forme fruste.

OBSERVATION XXIII (Laudström).

Homme, 45 ans (Cas grave).

En automne 1902 surmenage. En janvier 1903 dyspnée, faiblesse, l'état s'aggrave rapidement, vomissements. En mai, on constate la présence d'un goître ; la maladie prend une marche rapide. Amaigrissement de 85 à 50 kilos. Exophtalmie, pouls à 140, palpitations, tremblement, etc.

Après une amélioration de courte durée, les symptômes s'aggravent.

Intervention le 21 août 1904 ; le malade revu en 1907 semble guéri.

OBSERVATION XXIV (Laudström)

Homme, 37 ans (Cas grave).

Depuis 1898, symptômes de maladie de Basedow, avec troubles de l'état général : amaigrissement, diarrhée, etc. En 1905, présence d'un goître constaté par le médecin.

Troubles nerveux, tremblement, palpitations.

Goître diffus, pulsatile, pulsations carotidiennes, frémissement et souffle au niveau des thyroïdiennes supérieures, pouls à 100, souffle systolique au foyer aortique. Exophtalmie, (Stellwag, Mœbius), un peu d'albumine.

Intervention le 27 janvier 1906 ; au mois de mars 1907 le malade est revu amélioré.

OBSERVATION XXV (Laudström).

Homme, 44 ans (Cas grave).

Depuis onze ans, troubles cardiaques.

Puis développement progressif de la maladie de Basedow avec amaigrissement.

En mai 1906, on constate la présence d'un petit goître. Mauvais état général. Garde le lit depuis quelque temps. Pas d'exophtalmie. OEdème des jambes le soir. Pouls à 100. Aggravation..

Intervention le 29 juin 1906. Le malade meurt 5 mois après.

OBSERVATION XXVI (Laudström)

Homme, 18 ans (Cas grave).

Depuis avril 1905, goître. En août 1905, à la suite d'une crise de rhumatisme, la maladie de Basedow s'installe. Le traitement médical par l'iode est inefficace..

Tremblement, exophtalmie (Stellwag). Etat nerveux. Goître diffus, pulsatile, souffle carotidien, pouls à 100. Au cœur arythmie légère, souffle systolique à la région moyenne, température autour de 38.

Intervention le 24 janvier 1906. Le malade revu au mois de mars 1907 est amélioré.

OBSERVATION XXVII (Laudström).

Homme, 59 ans (Cas grave).

Depuis de longues années, gros cou et nervosisme. La maladie remonte au 25 septembre 1906 et aurait débuté assez subitement. En octobre diarrhée. Depuis, développement rapide, le goître se manifeste nettement. En sept semaines, amaigrissement de 11 kilos.

Tremblement. Exophtalmie légère. Goître pulsatile. Pulsations carotidiennes avec souffles, pouls à 120, palpitations, souffle systolique faible à l'orifice pulmonaire, trace, d'albumine.

Intervention le 16 mars 1907.

Revu 6 mois après, le malade est un peu amélioré.

La statistique de Garré de Bonn publiée par Moses en 1908, rapporte 27 cas avec 4 pour les hommes, dont 1 moyen et 3 cas graves, et 23 observations de femmes.

Il n'y a parmi celles-ci que 3 cas graves, tandis que l'on trouve 15 cas moyens et 5 cas légers.

OBSERVATION XXVIII (Moses).

Homme, 36 ans (Cas grave).

Il y a 5 ans, début par un goître à droite.

Battements cardiaques. Exophtalmie, tremblement des mains à la suite d'influenza, nervosisme surtout accru depuis 3 ans. Pouls 112-126 (Graefe, Mœbius). Troubles subjectifs (inquiétude, insomnie).

Intervention.

Revu 4 ans après amélioré.

OBSERVATION XXIX (Moses).

Homme, 24 ans (Cas moyen).

Début il y a 2 ans par une excitabilité légère, troubles respiratoires, faiblesse, tremblement des mains et goître. 3 mois après, exophtalmie.

A l'entrée, pas d'exophtalmie nette.

Hypertrophie des 3 lobes thyroïdiens. Goître pulsatile, tour du cou = 38 centimètres. Pouls : 96-120. Tremblement très net des doigts.

Intervention, 21 décembre 1903.

Revu en 1907, amélioré.

OBSERVATION XXX (Moses).

Homme, 25 ans (Cas grave).

Nervosisme depuis 5 mois.

Augmentation de volume du cou depuis un an.

A l'entrée, tic convulsif de la face à gauche. Pouls à 110.

Hypertrophie des deux lobes. Tour du cou = 38 cent. 1/2.
Exophtalmie bilatérale, tremblement des mains.

Intervention, le 20 juin 1906.

Un an après, légèrement amélioré.

OBSERVATION XXXI (Moses).

Homme, 44 ans (Cas grave).

Début en août 1905 par des battements cardiaques, du nervosisme. L'année suivante, augmentation de volume du cou. Exophtalmie et tremblement.

A l'entrée, hypertrophie diffuse du corps thyroïde. Goître pulsatile. Pouls à 120. Forte exophtalmie (Graefe, Mœbius, Stellwag), tremblement des mains.

Intervention, le 2 novembre 1907.

Pas de nouvelles ultérieures.

Mickulikz de Breslau, ainsi que le rapporte Reinbach, n'a vu que 2 hommes, et 2 hommes dont l'état était grave, tandis que sur 16 femmes qu'il a traitées, 3 seulement présentaient un état aussi grave, parmi les autres, 1 présentait une forme fruste de maladie de Basedow et 12 des formes moyennes d'un pronostic bénin.

OBSERVATION XXXII (Reinbach).

Homme, 52 ans (Cas grave).

Depuis un an, goître, en même temps exophtalmie. Plus tard, palpitations, troubles nerveux, etc. Depuis 4 mois, incapable d'aucun travail. Pouls : 114-120. Grosse exophtalmie

(Graefe). Tremblement généralisé. Pulsations des grosses artères. Goître diffus, vasculaire, pulsatile.

Intervention, le 29 mai 1894.

Revu en 1899, guéri.

OBSERVATION XXXIII (Reinbach).

Homme, 46 ans (Cas grave).

Depuis janvier 1894, goître, puis maladie de Basedow à marche rapide avec amaigrissement. Tumeur diffuse et pulsatile. Exophtalmie, tremblement, pouls à 108, palpitations, agitation. Etat général misérable, ascite, œdème des membres inférieurs. Amaigrissement très considérable. Diminution des urines.

Intervention, le 20 juillet 1895.

Revu en 1899, amélioré.

Dans la statistique de Riedel d'Iéna, nous trouvons les 6 observations qui suivent, se rapportant à des hommes, avec 3 cas graves, et 43 observations de femmes. Parmi celles-ci, 17 étaient gravement atteintes, 7 ne présentaient qu'une forme fruste de maladie de Basedow et 19 avaient des formes moyennes dont le pronostic était assez bénin.

OBSERVATION XXXIV (Riedel).

Homme, 18 ans (Cas moyen).

Goître depuis 2 ans 1/2. Depuis 4 semaines, Basedowisme.

Exophtalmie, palpitations, tachycardie, vertiges. Goître du volume de 2 œufs d'oie.

Intervention le 8 juin 1894.

A peu près guéri au bout de 9 ans.

OBSERVATION XXXV (Riedel).

Homme, 21 ans (Cas grave).

La maladie remonte à 6 ans. Les symptômes fonctionnels et le goître ont apparu à peu près en même temps. Depuis 3 mois, ne peut plus faire aucun travail. Gros goître bilatéral. Exophtalmie considérable. (Graefe, Stellwag). Tremblement, palpitations, pouls de 150 à 160. Hémorragie nasale. Œdème.

Intervention le 11 janvier 1894.

En avril 1903, le malade est à peu près guéri.

OBSERVATION XXXVI (Riedel).

Homme, 44 ans (Cas grave).

Goître depuis l'âge de 17 ans. Depuis 12 semaines, Basedowisme aigu. Exophtalmie accentuée. Palpitations. Tachycardie. Tremblement. Dilatation cardiaque, surtout à gauche.

Intervention le premier juin 1894.

Mort le soir.

OBSERVATION XXXVII (Riedel).

Homme, 32 ans (Cas grave).

La maladie remonte à 4 ans. Goître volumineux de tout le lobe

droit. Exophtalmie modérée. Tachycardie, cœur dilaté à gauche, palpitations, fort tremblement.

Intervention le 18 juin 1896.

Mort le lendemain matin.

OBSERVATION XXXVIII (Riedel).

Homme, 42 ans (Cas moyen).

Goître ancien, accru depuis 1 an, en même temps qu'apparaissent les symptômes de Basedowisme. Goître volumineux,
exophtalmie. Gros cœur, palpitations très fortes. Tachycardie
à 120. Tremblement.

Intervention le 28 août 1903.

Revu au bout de 7 mois, le malade est très amélioré.

OBSERVATION XXXIX (Riedel).

Homme, 13 ans 1/2 (Cas moyen).

A 7 ans, typhoïde. Dans les deux ou trois dernières années,
développement d'un goître, qui récemment s'est accru rapidement.

En même temps s'installent les symptômes de Basedow.

Jeune homme très grand, on lui donnerait 17 ans.

Gros goître mou.

Tachycardie de 100 à 120, exophtalmie, palpitations.

Intervention, le 24 juillet 1904.

Revu au bout d'un an, amélioré.

— 53 —

Dans la statistique de Krönlein de Zurich, publiée
par Witmer, il y a 4 hommes et 19 femmes. Tandis
que les premiers présentent 2 cas graves, les 19
femmes n'en présentent que 5, 10 cas moyens et
4 formes légères.

OBSERVATION XL (Witmer).

Homme, 37 ans (Cas grave).

Goître très ancien, depuis un an maladie de Basedow à
marche rapide. Goître bilatéral. Exophtalmie plus forte à
droite (Graefe). Palpitations, tremblement, douleurs de tête,
sueurs.

Dilatation et hypertrophie du ventricule gauche. Pouls à 88.

Intervention, 13 juillet 1893.

Revu le 11 mai 1898, amélioré.

OBSERVATION XLI (Witmer).

Homme, 30 ans (Cas grave).

En novembre 1894, apparition de la maladie de Basedow,
quelque temps plus tard, apparaît le goître.

Maladie de Basedow à marche rapide, amaigrissement considérable. Exophtalmie à un haut degré. Tremblement. Pouls
à 116. Palpitations.

Paralysie des deux droits externes.

Insuffisance aortique, œdème.

Goître diffus, pulsatile et soufflant.

Intervention, le 26 juillet 1895.

Revu au bout de 6 mois, très légèrement amélioré.

OBSERVATION XLII (Witmer).

Homme, 28 ans (Cas moyen).

Depuis l'âge de 20 ans, goître. Maladie de Basedow depuis novembre 1906.

Goître avec dyspnée. Pas d'exophtalmie. Palpitations, symptômes nerveux. Tremblement.

Cœur de dimension normale. Souffle systolique, mitral et tricuspide. Pouls : 130-140.

Intervention, le 30 juin 1897.

Revu en 1900, amélioré.

OBSERVATION XLIII (Witmer).

Homme, 48 ans (Cas moyen).

Névrose traumatique, puis maladie de Basedow. Douleurs de tête, palpitations, tremblement, légère exophtalmie. Goître à droite.

Intervention.

Revu quelque temps après, insuccès.

Les deux autres statistiques que nous avons consultées : celle de Krecke, de Munich et celle de Kummel d'Eppendorfer ne renferment pas d'observations d'hommes.

Krecke n'a opéré que 6 malades, femmes atteintes de goître exophtalmique, dont trois gravement, tandis que Kummel, pour une proportion de 20 femmes, n'a pas vu un homme porteur de cette affection.

Et encore, sur ces vingt femmes, 5 seulement sont gravement atteintes, 3 très légèrement et 12 d'une façon modérée.

Etiologie

Sexe. — De cet exposé des observations nous intéressant, une première conclusion se dégage : les cas
chez l'homme sont relativement peu fréquents. Nous
n'avons pas la prétention d'avoir mentionné tous les
cas que possède la littérature médicale, mais quel
que soit le nombre de ceux qui ont échappé à nos
investigations, ce premier caractère de l'affection
chez l'homme, à savoir : la rareté, n'en ressort pas
moins nettement de l'ensemble de nos statistiques.
Nous ne saurions toutefois admettre cette excessive
rareté, dont parlent la plupart des auteurs ; nous le
reconnaissons, ces cas sont peu fréquents, mais leur
place dans la littérature médicale n'en est pas moins
fort importante et ne doit pas être sacrifiée.

Nous avons parlé de statistiques ; il nous paraît
bon de les approfondir, d'exposer les résultats, les
proportions que nous en avons tirés.

Des travaux personnels de Trousseau, il résulte

que sur cinquante cas, huit hommes seulement sont atteints.

Dans sa thèse récente, Dumas nous donna une proportion de 12 hommes pour 100 femmes atteints de goître exophtalmique.

Dans le Traité de Médecine de Brouardel et Gilbert, M. Paul Sainton arrive à un résultat identique, basé sur une statistique portant sur les travaux de Cheadle, Taylor, Emmert, Kombert et Hénoch.

Même proportion encore, dans la seule statistique générale allemande qui ait été publiée, et qui est exposée dans la thèse inaugurale de Lewin (Berlin, 1883).

Les chirurgiens allemands et suisses ont bien publié des statistiques personnelles ; nous avons ainsi trouvé un ensemble de 253 cas dans les travaux de MM. Krönlein, Berg et Ackermann, Riedel, Garré, Mickulitz, Kummel, Krecke et Köcher ; sur ces 253 cas, nous relevons 224 femmes et 29 hommes, ce qui nous donne pour l'homme une proportion de 13 % ; on voit que nos recherches nous ont conduit à des résultats qui concordent sensiblement avec les travaux précédents.

Nous n'avons pas pu faire des recherches du même ordre parmi les études des auteurs français ; nous n'avons pas, en effet, trouvé de statistiques comparables à celles des savants étrangers ; tout au plus mentionnerons-nous le travail fait à Bordeaux par MM. Abadie et Collomb qui rapportent des observations de femmes auxquelles ils ont fait des injections d'éther iodoformé ; il y a 24 cas féminins et aucun n'intéresse l'homme.

C'est donc d'après les observations que nous ont communiquées MM. les Professeurs Pic, Poncet, Jaboulay et Bérard, qu'il nous est possible d'établir une nouvelle comparaison.

Dans le service de M. le Professeur Pic, nous avons trouvé 8 cas de goître exophtalmique chez la femme, pour 3 cas chez l'homme.

M. le Professeur Poncet a étudié 8 cas chez la femme, alors qu'il ne voyait qu'un homme atteint de cette affection. Enfin, dans les services de M. Bérard, on trouve 5 observations de femmes et une d'homme, et de M. le Professeur Jaboulay, 22 cas de femmes pour 6 d'hommes.

De cet exposé, il semble résulter que la proportion chez l'homme serait, chez ces maîtres, sensiblement plus élevée que chez les auteurs étrangers. Cela ne vient que confirmer notre première assertion ; ces cas pathologiques ne sont pas d'une excessive rareté dans le sexe masculin.

Cela dit, pour préciser davantage, nous verrons vers quel âge il survient de préférence chez l'homme, puis quelles circonstances semblent en favoriser le développement.

Age. — D'après les auteurs, et en particulier d'après MM. Daubresse et Dumas, c'est à l'âge moyen de la vie que le goître exophtalmique se développerait de préférence chez l'homme.

D'après les observations que nous exposons précédemment, nous sommes amenés aux chiffres suivants :

3 cas au-dessous de 20 ans
7 cas entre 20 et 30 ans
14 — — 30 et 40 —
9 — — 40 et 50 —
6 — — 50 et 60 —

Nous concluerons donc pour notre part à une prédominance évidente entre 30 et 40 ans, puis par ordre décroissant entre 40 et 50 ans et entre vingt et trente ans, et, on le voit, nous ne nous éloignons pas des conceptions et des travaux classiques. Chez la femme, au contraire, le goître exophtalmique survient beaucoup plus souvent dans le jeune âge, et le Basedowisme est très fréquent chez les jeunes filles.

Nous n'avons relevé aux âges extrêmes de la vie que deux cas, l'un à 4 ans 1/2, étudié par G. Variot et L. Roy ; l'autre à 62 ans. Et qu'il nous soit permis, pour être complet, de citer le cas de Traube mourant à 60 ans d'un goître exoptalmique.

Causes prédisposantes et occasionnelles. — Pas plus chez l'homme que chez la femme, il ne semble que l'on doive attacher de l'importance à l'hérédité directe considérée en tant que facteur étiologique. On sait que, pour les classiques, on ne saurait considérer ce facteur que comme véritablement exceptionnel. Pour notre part, dans les statistiques que nous avons considérées, nous n'avons pas trouvé d'observation tendant à montrer l'existence de cette affection chez les ascendants ou les collatéraux des malades.

Nous citerons, pour mémoire seulement, et sans en tirer aucune déduction, ce cas d'un des malades qui fait l'objet d'une des observations ci-dessus, et dont la mère était porteuse d'un goître.

Par contre, nous devons reconnaître et souligner ce fait que le plus souvent l'hérédité est singulièrement chargée au point de vue nerveux, affections nerveuses, bénignes ou graves, syndrômes tels que épilepsie, hystérie, neurasthénie, se rencontrent fréquemment chez les antécédents des malades atteints de goître exophtalmique.

Enfin, nous devons passer en revue les différentes causes qui peuvent occasionner cette affection, les antécédents qui en sont souvent le point de départ. Hâtons-nous de dire, que nous n'avons rien de particulier, ni d'original à signaler, et que toutes ces causes morbides sont en somme celles qui, chez la femme, viennent un jour amener l'éclosion de la maladie.

Tout au plus, pouvons-nous insister sur l'influence du surmenage physique tout d'abord, intellectuel surtout ; non pas que nous refusions systématiquement au sexe faible l'effort cérébral, mais parce qu'en général, il est bien le propre du sexe masculin.

Nous avons relevé dans nos observations un cas chez un professeur, un autre chez un répétiteur de lycée ; nous avons déjà noté le cas de Traube.

Un auteur allemand cite un cas qui a atteint un médecin.

Les émotions vives, frayeurs et chagrins, dont le rôle fut mis en relief par MM. Potain et Reymond, doivent aussi être pris en considération.

Maladies infectieuses. — Pour ce qui est de la part qui revient ici aux maladies infectieuses, nous ne saurions passer sous silence leur rôle chez l'homme; nous ne négligerons pas l'influence du facteur tuberculose, qui a fait récemment l'objet de travaux importants, notamment la thèse de Dumas, élève du Professeur Poncet, non plus que celle des rhumatismes étudiée dans la thèse de Bouchut et les travaux de Weill et Diamantberger.

Toutefois, nous devons noter ce fait que dans nos observations, nous ne rencontrons que rarement ce facteur étiologique. Sans prétendre lui enlever de sa valeur, bien au contraire, nous constatons seulement le fait, et n'en déduisons rien.

Nous n'avons pas relevé chez nos malades de lésions pulmonaires. Toutefois, nous rappellerons ce cas d'un malade que nous avons observé et à qui nous fîmes une intra-dermo réaction, à la tuberculine qui fut positive.

Peut-être cette expérience répétée chez d'autres malades nous eut-elle amené à des conclusions plus précises.

Goître Basedowifié. — Un dernier point nous reste à étudier dans ce chapitre étiologique, il concerne les cas de goître simple dont l'évolution se trouve subitement, si ce n'est compromise, tout au moins assombrie par l'apparition de signes de la maladie de Basedow.

On sait que le goitre Basedowifié a fait l'objet d'études importantes dues à MM. Lavesnes, Gauthier (de Charolles), Duhamel, Pierre Marie et Brühl. Ces auteurs admettent que c'est le plus souvent sur un goitre ancien que se greffe la maladie de Basedow, que l'âge des sujets dépasse le plus souvent la moyenne dont nous avons parlé, que les émotions, les infections, tuberculose, syphilis, rhumatisme et typhoïde, sont souvent la cause occasionnelle de cet accident pathologique, qu'enfin, le goitre Basedowifié aurait une bénignité bien nette par rapport au goitre exophtalmique vrai.

Nous insisterons sur ce fait que chez l'homme le goitre Basedowifié est relativement fréquent, puisque nous avons relevé sa présence dans 3 cas, dont un que nous avons observé chez M. le Professeur Pic, sur les 14 observations françaises que nous rapportons, et 10 cas sur les 29 que nous avons relevés dans les statistiques allemandes.

Il est également, comme nous le disons plus haut, plus bénin. On pourrait même faire de ces cas une forme clinique différente, avec une évolution généralement plus longue, un état général moins touché, des symptômes moins accentués que ceux que nous allons décrire.

Symptomatologie

On nous excusera de n'avoir accordé qu'une place d'importance relativement moindre à cette partie de notre travail : nous risquerions, en nous étendant sur un tel paragraphe, de rééditer des faits connus, vus et maintes fois décrits, et d'exposer une série de considérations dont l'intérêt ne nous paraît pas de premier ordre.

Nous ne citerons pas dans l'ordre habituel les symptômes capitaux de cette affection, préférant mettre en première ligne ceux des signes cliniques qui, dans nos observations, ont tenu une place prépondérante, et dont la fréquence ainsi que l'intensité se sont imposées à notre attention.

Nous venons de voir dans le chapitre précédent, que souvent notre Basedowien était un malade porteur antérieurement d'un goître. Sous l'influence d'une cause quelconque, une fatigue, une émotion, une maladie infectieuse (la grippe chez un cas du

Prof. Pic), le goître se met à augmenter de volume, en même temps qu'apparaissent, soit de la tachycardie, soit du tremblement, qui attirent l'attention de ce côté-là.

D'autres fois, au contraire, c'est un sujet rhumatisant, un nerveux le plus souvent (Teissier), qui, à la suite d'une nouvelle poussée de rhumatisme, ou d'ennui, ou de surmenage, viennent consulter pour un accroissement de volume du cou (Poncet), de l'exophtalmie (Rollet, Pic), des palpitations et un état d'agitation (Pic) qui les inquiète.

Il est très rare de voir l'affection débuter d'une façon brusque, et dans les cas que nous avons relatés, c'est progressivement qu'apparaissent les différents symptômes que nous allons rapidement passer en revue.

Tachycardie et signes cardiovasculaires

C'est le phénomène que nous avons observé le plus fréquemment chez nos malades.

Aussi commencerons-nous par lui dans notre description.

Existant, pouvons-nous dire, toujours, puisque nos 43 observations le mentionnent, c'est aussi lui qui, parmi les troubles qui caractérisent le Basedowisme, atteint la plus grande intensité.

Si nous exceptons un ou deux sujets dont la tachycardie oscille entre 90 et 96, les autres ont tous un nombre de pulsations supérieur à 100.

Le pouls de ces malades est rapide, fort, régulier,

avec une moyenne de 110 à 120 par minute. Mais que ces sujets viennent à être obligés de fournir un effort, ou un travail pénible, immédiatement la vitesse du pouls s'accélère et peut revêtir la forme de véritable accès parosxystique.

D'autres fois au contraire, comme dans notre observation n° I, la tachycardie s'accompagne d'arythmie, le pouls s'accélère, atteint 140-150, dépasse ce chiffre et devient alors incomptable.

On ne trouve pas, au cœur, même dans ces cas-là, d'altération, soit clinique, soit d'anatomie pathologique, en rapport avec les troubles d'éréthisme cardiaque. Nous avons vu que plusieurs de nos malades étaient atteints d'un certain degré d'hypertrophie avec une pointe dans le VI°, rarement dans le VII°, et de dilatation de cavités. Souvent également, cette hypertrophie s'accompagne de souffles, soit au niveau de la pointe, soit au niveau de la base, souffles se propageant tout le long des vaisseaux, surtout de la tête et du cou, des carotides en particulier. Les lésions anatomo-pathologiques, ne sont même dans ces cas, où la pulsation cardiaque atteint 150, pas très étendues, et le Docteur Bériel qui a pratiqué l'examen histologique pour un des malades de notre service, mort après des phénomènes cardiaques très graves, n'a trouvé qu'un peu de sclérose très légère du myocarde.

Les palpitations sont la règle au cours de la Maladie de Graves, elles correspondent, comme nous le voyons, aux crises de tachycardie, sont en rapport avec celle-ci, et c'est souvent pour ce phénomène

que le malade vient consulter, tellement il est dou-
loureux et inquiétant.

Tremblement. — Phénomène à peu près constant,
nous l'avons observé, avec seulement des différences
de degré chez presque tous nos malades.

Tantôt à peine imperceptible il faut être prévenu
pour le trouver et alors le malade que l'on fait écrire,
nous montre des lettres hésitantes et déformées, ou
présente des petites oscillations rapides lorsqu'on
lui fait étendre les mains.

Tantôt, au contraire, c'est un tremblement vibratoire à peu près constant et qui nous fait songer de
même que l'Exophtalmie que l'on a affaire à une
maladie de Graves. Nous avons dit que presque tous
les cas que nous avons rassemblés présentaient un
tremblement assez accentué. La plupart du temps,
il siège aux membres soit supérieurs, en particulier
aux mains, apparaissant bien nettement lorsque l'on
commande au malade de saisir un objet ou d'étendre
le bras, soit inférieurs, lorsqu'on leur fait lever les
jambes au-dessus du plan du lit.

Mais il peut atteindre aussi d'autres muscles que
ceux des extrémités des membres, et nous relatons
plusieurs cas de tremblement de la langue ou des
paupières.

Goître. — Tous nos malades, à l'exception du cas
de M. Rollet en sont porteurs. Les goîtres sont de
volume variable ; mais la plupart sont de grosseur
moyenne, amenant une augmentation de circonférence du cou de 41 à 45 centimètres.

A l'exception d'un de nos malades qui est porteur

d'un goître dur, ils ont en général un aspect charnu souvent assez vasculaire. La palpation, qui peut être douleureuse, nous permet de sentir une masse rénitente et de consistance élastique.

Rarement unilatéral, il peut être plus développé d'un côté, indifféremment à droite ou à gauche. Mais presque toujours, l'auscultation fait entendre à ce niveau des souffles, en particulier un souffle systolique très net.

Troubles nerveux. — Ce sont surtout les phénomènes nerveux subjectifs qui nous occuperont dans ce chapitre. Ils éclatent, avons-nous dit, souvent longtemps avant l'apparition de tout signe de Basedowisme, et l'on se demande parfois si l'on a affaire à de simples troubles nerveux, ou à la manifestation première d'un goître exophtalmique.

Nous les retrouverons pendant toute la durée de l'affection, avec parfois comme celle-ci des périodes de rémission, d'autres fois, au contraire, revenant sous forme d'accès.

La forme la plus fréquente que nous avons rencontrée est cét état bien net de nervosisme caractérisé par une agitation continuelle.

Le malade de M. Teissier est bien typique à ce sujet. Constamment inquiet et troublé, il a perdu complètement le sommeil.

Ce sont des sujets chez lesquels la moindre contrariété, la moindre émotion occasionnent immédiatement une crise d'excitation et de colère.

Ainsi donc, inquiétude, excitabilité et irritabilité, telles sont les formes sous lesquelles le nervosisme

se traduit chez ces individus. D'autres, au contraire
atteints de dépression morale s'acheminent peu à peu
vers la neurasthénie.

Exophtalmie et troubles oculaires

Loin d'être un symptôme, constant comme ceux
que nous venons de décrire, l'exophtalmie peut faire
complètement défaut. Et dans notre travail, sur les
14 observations françaises, 3 malades ne présentent
aucun caractère spécial au niveau des globes oculaires (Pic et Jaboulay) et 4 malades allemands en sont
exempts.

Du reste, entre cette absence totale d'exophtalmie
et son développement exagéré, existent tous les in-
termédiaires. Il y a des malades chez lesquels les
globes oculaires sont à peine saillants, d'autres chez
lesquels ils peuvent ne l'être que d'un côté (Malade
du Professeur Rollet), mais il y en a d'autres par contre chez lesquels l'aspect est bien caractéristique.

Pour ne citer que le malade que nous avons soigné
à Sainte-Marguerite et qui fut le point de départ de
notre thèse, on est frappé, on pourrait même dire
effrayé, par l'étrangeté de ce regard. Les yeux presque complètement exorbites, un regard fixe, brillant,
courroucé, donnent à notre malade un facies tragique. Nous n'avons jamais trouvé chez les malades
femmes que nous avons observées, une exophtalmie
aussi prononcée.

Accompagnant ce symptôme, nous avons rencontré de l'inflammation de la conjonctive, du larmoiement, qui en sont, pourrait-on dire, la conséquence.

Nous avons trouvé assez rarement le signe de
de Graefe, et nous pouvons dire que ce signe, que les
auteurs considèrent comme classique, n'existe pas
dans la moitié de nos observations.

Quelques malades présentent le signe de Stellwag
et de Mœbius; beaucoup plus rares sont ceux chez
lesquels nous avons noté du tremblement des paupières ou de la paralysie des nerfs moteurs de l'œil.

De tous ces phénomènes, de tous ces troubles, résulte naturellement un état général grave, le malade
est considérablement amaigri, les troubles intestinaux accroissent encore cet état de faiblesse. C'est
le début de la cachexie qui, nous allons le voir, domi-
ne l'évolution.

EVOLUTION ET PRONOSTIC

Une notion se dégage de l'ensemble des observations que nous avons exposées ; c'est en quelque
sorte la caractéristique de notre travail, et nous nous
efforcerons dans ce chapitre, de lui donner toute sa
valeur et toute son importance ; on peut la résumer
en quelques mots : l'évolution du goître exophtalmique chez l'homme est caractérisée par une exceptionnelle gravité ; la marche de l'affection est rapide ;
c'est à la cachexie, à l'asphyxie, à l'asystolie que vont
ces malades dans un délai très rapproché ; il impor-
tera donc que le médecin soit non seulement réservé,
mais encore véritablement pessimiste dans son pronostic, et que le traitement soit hâtivement institué.

Cette notion, nous la dégageons, avons-nous dit,

de nos propres observations; il nous semble intéressant d'y insister.

En général, à l'âge moyen de la vie, un homme jouissant jusque-là d'une bonne santé, à la suite d'un des incidents ou accidents que nous avons énumérés, est incommodé par l'apparition de troubles oculaires ou vasculaires, de tremblement, en même temps que le cou est déformé par un goître ; très rapidement ces signes prennent une intensité, une gravité qui contribueront beaucoup à éclairer le diagnostic. En quelques mois, en quelques semaines parfois, c'est une véritable cachexie ; le malade dont le nervosisme atteint son maximum, dont la tachycardie est extrême, maigrit beaucoup, les troubles intestinaux, la diarrhée surtout, se sont installés définitivement, contribuant encore à l'affaiblir. Souvent, à cette cachexie, viennent s'ajouter des troubles asystoliques, qui pourront hâter le dénouement fatal.

Il faudra évidemment tenir compte ici de toutes les affections intercurrentes, la pneumonie par exemple, comme nous l'avons noté dans un cas. L'asystolie, est-il besoin de le dire, revêtira l'une quelconque de ses formes cliniques, et la prédominancé des symptômes dus à l'altération de tel ou tel organe, pourra parfaitement être observée, comme ce fut le cas d'un des malades du Professeur Pic, dont l'insuffisance hépathique ne tarda pas à prendre le pas sur les autres symptômes.

Nous avons indiqué déjà que le goître exophtalmique greffé sur un goître antérieur, avait pour les auteurs qui l'ont étudié, une bénignité relative nette par rapport au goître exophtalmique vrai.

Cela nous a même permis de décrire à côté d'une forme clinique maligne avec un amaigrissement rapide et intense, des troubles nerveux et cardiaques, digestifs même avec surtout de la diarrhée, une autre forme plus bénigne, dont l'évolution est plus longue, et où tous les phénomènes sont moins accentués.

A côté de ces 2 formes, il y a évidemment quelques formes légères; mais nous n'en avons pas rencontré dans notre statistique et les cas de goître exophtalmique fruste chez l'homme, sont infiniment plus rares que chez la femme.

Il nous paraît bon d'exposer ici le résultat d'un examen détaillé de nos observations et les considérations auxquelles elles donnent lieu, au point de vue pronostic.

Dans les observations du Professeur Jaboulay, sur six cas, il y a un cas de mort, et cinq cas très graves.

Le cas que nous empruntons aux observations de M. Bérard, n'a pas moins de gravité. Même constatation est à faire pour le cas observé par le Professeur Poncet, qui mourut, il est vrai, au bout de douze jours d'une pneumonie.

Enfin, parmi les cas de notre maître, M. le Professeur Pic, cette caractéristique de l'affection chez l'homme est particulièrement évidente. L'un est mort avec des signes d'asystolie et prédominance de troubles hépatiques et intestinaux ; un second malade a des troubles nerveux prédominants ; les troubles intestinaux sont intenses, l'évolution est rapide, ainsi que la cachexie.

Enfin, un troisième cas est tout analogue, au point de vue évolutif.

Citons encore les troubles graves et la marche rapide d'un goître exophtalmique observé par M. le Professeur Rollet.

Abordant les observations étrangères, nous constatons encore l'amaigrissement, l'ictère, les troubles intestinaux, les phénomènes nerveux ou vasculaires revêtant une intensité et une gravité sur lesquelles les chirurgiens ne manquent pas d'attirer l'attention.

Les cas de mort par asphyxie, par asystolie ou dans la cachexie sont fréquents.

C'est ainsi que les 8 cas de Köcher sont graves ; les 5 malades de Berg et Ackermann sont tous profondément atteints.

Sur les 4 hommes de Garri, 3 sont gravement malades.

Dans la statistique de Riedel, sur 6 cas d'hommes, nous relevons 3 cas graves dont 2 se sont terminés par la mort, et 3 cas de moyenne intensité.

La statistique de Kroënlein est peut-être la moins probante puisque nous relevons un cas grave seulement, à côté de 3 cas où les symptômes étaient d'intensité moyenne.

Pour étayer encore cette conception que nous n'avons pas la prétention de faire nôtre, nous citerons les opinions de maîtres et de savants.

Dans le Dictionnaire de Rendu (p. 605), nous avons relevé ceci « S'il faut en croire de Graefe, le sexe des malades ne serait pas chose indifférente, et le goître exophtalmique qui se déclare chez l'homme aurait plus de gravité que chez la femme ».

L'opinion de MM. Jaboulay et Bérard qui se sont fait à Lyon et en France une véritable spécialité des interventions sur le goître exophtalmique est tout à fait semblable, tout en constatant la rareté des cas, ces maîtres en soulignent le pronostic sombre.

Le Professeur Poncet a bien voulu nous donner son avis, il n'est pas moins affirmatif sur la gravité de cette maladie chez l'homme.

TRAITEMENT

Dominé par cette idée de l'incontestable gravité du mal, le médecin, du pronostic même, déduira ses règles de conduite.

Le traitement actif devra être immédiatement institué, mais c'est au chirurgien surtout qu'il appartiendra d'agir.

On nous saura gré de ne pas revenir ici sur des notions thérapeutiques ou chirurgicales qui ne diffèrent en rien de celles que des travaux nombreux et récents ont longuement exposées et mises au point.

CONCLUSIONS

———

I. — Le Goitre Exophtalmique est une affection
évidemment peu fréquente chez l'homme ; mais
d'un ensemble de statistiques, il se dégage cette
notion qu'il n'est pas, comme on l'a longtemps admis,
d'une extrême rareté.

II. — La plus grande fréquence de la maladie de
Basedow chez la femme est expliquée par l'existence
dans ce sexe des affections utéro-ovariennes, de la
grossesse... etc. D'un autre côté, la prédominance
chez la femme du tempérament névropathique dans
ses multiples modalités semble constituer une pré-
disposition au Goitre Exophtalmique et spécialement
à ces formes frustes qui, si fréquentes chez la femme,
sont exceptionnelles chez l'homme.

III. — De l'étude clinique d'un grand nombre
d'observations, il résulte que l'on peut opposer à la
plus grande rareté du goitre exophtalmique chez
l'homme que chez la femme, sa gravité incontestablement plus grande dans le sexe masculin que dans
le sexe féminin.

IV. — Au point de vue Pathogénique l'explication de la gravité plus grande de la Maladie de Basedow chez l'homme, paraît résulter des conditions suivantes : tandis que chez la femme la sécrétion interne de l'ovaire paraît compenser dans une certaine mesure les fâcheux effets de l'hyperthyroïdation, par contre chez l'homme il semble qu'aucune sécrétion interne ne paraisse compenser efficacement l'hypersécrétion thyroïdienne.

V. — Etiologiquement, nous avons constaté les diverses causes connues de l'affection, nervosisme héréditaire ou individuel, maladies infectieuses, rhumatisme, tuberculose. Le goître basédowifié nous semble dans le cas qui nous intéresse particulièrement fréquent et d'un pronostic plus bénin.

VI. — Au cours de nos observations nous avons constaté tous les signes connus du goître exophtalmique, avec prédominance pour les troubles nerveux, la tachycardie, les palpitations et le tremblement.

VII. — L'évolution de cette affection chez l'homme est particulièrement rapide. L'amaigrissement, les troubles digestifs, la diarrhée, hâtent souvent la terminaison qui se fait par cachexie, ictère, asystolie, asphyxie.

BIBLIOGRAPHIE

ABADIE. — Nature et traitement du Goître exophtalmique.
(*Gazette des Hôpitaux*. Paris, 1897).

ABADIE. — Pathogénie et traitement du Goître exophtalmique.
(Congrès de Bordeaux de 1907. *Gazette des Hôpitaux*,
1907).

ALAMARTINE. — Physiologie de l'ovaire. (*Revue Générale.
Gazette des Hôpitaux*, nᵒˢ 31 et 34, 1908.

ALAMARTINE. — Traitement chirurgical du Goître exophtalmique.
(Thèse, Lyon, 1910).

AMY. — Essai sur la Maladie de Basedow. (Thèse de Paris, 1895).

BALL. — Du Goître exophtalmique. (*Gazette des Hôpitaux*, 1873).

BARRET. — La Maladie de Basedow dans l'enfance. (Thèse,
Paris, 1901-1902).

BÉRARD Léon. — Thérapeutique chirurgicale du Goître. (Thèse
Lyon, 1897).

BÉRARD Léon. — Corps thyroïde et Goîtres. (In *Nouveau Traité
de Chirurgie* de Le Dentu et Delbet, 1908).

BERTOYE. — Etude clinique sur la fièvre du Goître exophtalmique.
(Thèse, Lyon, 1888).

BOINET. — Recherches sur le Goître exophtalmique. (*Revue de
Médecine*. Paris, 1898 et 1899).

BIERNAWSKI. — Du Goître exophtalmique. (Thèse, Paris, 1871).

Bouchard, Charcot, Brissaud. — *Traité de Médecine*, E. Boix. Article : Goître exophtalmique.

Bouchut Léon. — Rhumatisme articulaire aigu dans l'Etiologie de la Maladie de Basedow. (Thèse, Lyon, 1908).

Bret et Mouriquand. — Lésions du système nerveux central dans la Maladie de Basedow. (*Lyon Médical*, 7 mars 1909).

Brissaud. — Corps thyroïde et Maladie de Basedow. (*Bulletin Médical.* Paris, 1895).

Bruhl. — Des rapports du Goître simple avec la Maladie de Basedow, des faux goîtres exophtalmiques. (*Gazette des Hôpitaux*, 1891).

Bucquet. — Goître exophtalmique et Grossesse. (Thèse, Paris, 1894-1895).

Chamberlain. — Maladie de Basedow. (Pathogénie). Thèse, Paris, 1894).

Charcot. — Mémoire sur une affection caractérisée par des palpitations de cœur, de la tuméfaction de la glande thyroïde et une double exophtalmie. (*Gazette de Paris*, 1856 et 57. *Gazette des Hôpitaux*, 1885 et 1889, formes frustes).

Chatin et Cade. — Un cas de Goître exophtalmique. (*Méd. Mod.*, 1901, p. 336).

Daubresse. — Du Goître exophtalmique chez l'homme. (Thèse de Paris, 1883).

Debove. — Goître exophtalmique. (*Annales de Médecine scientifique et pratique.* Paris, 1894).

Devay F. — Mélancolie et Goître exophtalmique. (*Archives de Neurologie*, vol. IV, décembre 1897).

Duhamel. — Le faux Goître exophtalmique. (Thèse, Paris, 1894).

Dumas. — Thèse : Goître exophtalmique d'origine tuberculeuse, 1906-1907.

Dupuy. — Contribution à l'Etude pathogénique du Goître exophtalmique. Thèse, Lyon, 1897.

Faure M. — Etude sur le Goître exophtalmique. (*Gazette des Hôpitaux.* Paris, 1896).

FRANK François. — Corps thyroïde et Maladie de Basedow. (*Lyon Médical,* 1895).

FRANK François. — Du Goître exophtalmique considéré au point de vue de sa nature et de ses causes. (*Revue de Médecine de Paris,* 1890).

FROMENT. — Thèse : Cardiopathies vasculaires compliquées de Basedowisme. Lyon, 1906.

GARNIER. — La Glande thyroïde dans les Maladies infectieuses. Thèse, Paris, 1899.

GAUTHIER. — Du Goître exophtalmique considéré au point de vue de sa nature et de ses formes. (*Revue de Médecine,* 1890).

GAYME. — Essai sur la Maladie de Basedow. Thèse, Paris, 1898)·

GILBERT et GASTAIGNE. — Infection thyroïdienne et Goître exophtalmique (*Soc. de Biologie,* 1899).

GLEY. — Physiologie.

HERBET. — Le Sympathique cervical. Thèse, Paris, 1900.

HUCHARD. — Quelques remarques sur le Goître exophtalmique. (*Revue générale de clinique et de thérapeuthique.* Paris, 1897).

HUGUENIN. —· Le Goître exophtalmique. *Concours Médical.* (Paris, 1897).

JABOULAY. — Chirurgie du Grand Sympathique et du corps thyroïde, 1900.

JOFFROY. — Nature et traitement du Goître exophtalmique. (*Progrès médical.* Paris, 1893).

JONNESCO T. (de Bucarest).— Résection du Sympathique cervical dans le traitement de l'Epilepsie. Goître exophtalmique : le Glaucome ; résultats définitifs. (*Gazette des Hôpitaux,* 21 avril 1898).

JOUSSET. — Corps thyroïde et Maladie de Basedow. (*Archives de Médecine de Paris,* 1895).

KOCHER (Berne). — Recherches hématologiques sur le Goître exophtalmique au point de vue du diagnostic précoce et de la pathogénie de cette maladie. (Communication au 37e congrès allemand de chirurgie. Berlin, avril 1908).

KRECKE. — Die chirurgische Behandlung des Morbus Basedowii.

(*München Médizinische Vochenschrift*, 1909, tome LVI, n° 1).

KURT SCHULZE. — Zur Chirurgie des Morbus Basedowii Misseil aus den Greuz geb. (Statistique de Kummel. Eppendorfer Krankenhaus). Bd., 16, 1906.

LANDSTRÖM J. (Stockolm). — De la Maladie de Basedow. Etude anatomique et chirurgicale. (Statistique de Berg et Aekermann).

Nordisches Médizinisches Archiv., 1907, tome VII.

LAVÈSNES. — De la Maladie de Basedow développée sur un goître ancien. Thèse, Paris, 1891.

LE GRAS DE VAUBERCEY. — Symptômes oculaires unilatéraux dans le Goître Exophtalmique (Thèse Lyon, 1910).

LE NOIR. — Goître Exophtalmique. (*Bulletin de la société ana- tomique de Paris*, 1888).

LEWIN. — Thèse inaugurale, Berlin 1888.

P. MARIE. — Contribution à l'étude et au diagnostic des formes frustes de la maladie de Basedow (Thèse Paris, 1883).
Maladie de Basedow, (*Annales de Médecine scientifique et pratique*, Paris, 1883).
Maladie de Basedow et goître basedowifié (*Mémoire de la société médicale des Hôpitaux de Paris*, 1897).

MIGNON. — Etiologie de la Maladie de Basedow (Thèse Paris, 1895).

MILLIER S.-M. — Exophtalmic goîter in Illinois *Médical journal*, Mars 1907.

MORAT. — Article grand sympathique et Corps thyroïde.

MORESTIN. — Le goître Basedowifié (*Gazette des Hôpitaux*), Paris 1899).

MOSES. — Beitrage zur Klinischen Chirurgie (Bd. LVI. 1907-1908). Statistique de Garré de Bonn Beitrage zur chirur- gischen Behandlung des Morbus Basedowii.

MOURIQUAND ET BOUCHUT. — Rhumastime et Maladie de Base- dow (*Lyon Médical*, 2 février 1908).
Ictère dans la Maladie de Basedow (*Gazette des Hôpitaux*, 22 et 24 décembre 1908).

MOUTET. — Début cardiaque du Goître exophtalmique (Thèse Paris, 1889).

PATEL. — Goître Basedowifié. — Société des sciences médicales, Avril 1900.

PONCET ET LERICHE. — Tuberculose inflammatoire et corps thyroïde (Extrait du *Bulletin de l'Académie de Médecine*, 28 décembre 1909).

POTAIN. — Le goître exophtalmique (*Revue internationale de médecine et de chirurgie*, Paris 1897).

RAVIART. — Goître Exophtalmique et hystérie avec accès d'auto-matisme ambulatoire chez un homme de 30 ans (*Bulletin de la société centrale de Médecine du département du Nord*, Tome II, n° 5, 27 Mai 1898).

REINBACH. — Ueber die Erfolge der operativen Thérapie bei Basedowischer Krankheit mit besonderer Rucksicht auf die dauerfolge Mitteiemgen aus den Grenz gebieten Bd. 6, 1900.

Statistique de Mickulicz (Breslau).

RENAUT. — Corps thyroïde et Maladie de Basedow (Congrès français des médecins aliénistes et neurologistes. Bordeaux 1895).

RENDU. — Goître exophtalmique, in *Dictionnaire des sciences médicales de Dechambre* (tome XIV).

RICHE. — Le Goître exophtalmique. Interprétation nouvelle. Thèse, Paris 1897.

RIEDEL (d'Iéna). — Le pronostic de la thyroïdectomie dans la Maladie de Basedow, (*deutsche Médizinische Vochenschrift*), 1908, n° 40, 1er octobre.

SAINTE-MARIE. — De la Maladie de Basedow (Thèse, Paris, 1887).

SAINTON. — Goître exophtalmique, in *traité de Médecine* de Brouardel et Gilbert, tome X.

TEISSIER. — Du Goître exophtalmique (*Gazette Médicale de Lyon*, 1863).

TROUSSEAU. — Discussion sur le Goître exophtalmique. (*Bulletin de l'Académie de Médecine*, 1862, tome XXVII, p. 1841.

TROUSSEAU. — Cliniques Médicáles de l'Hôtel-Dieu de Paris, publiées par Peter. 7ᵉ édition, pages 555 et 577.

VALENÇON. — Goître exophtalmique. Symptômes, Pathogénie et traitement. (*Gazette des Hôpitaux. Revue générale.* 19 juin 1897.

VARIOT (G.) et ROY (P). — Goître exophtalmique chez un garçon de 4 ans 1/2, avec la triade symptomatique typique. (*Bulletin de la Société Médicale des Hôpitaux de Paris,* 12 décembre 1901).

VESLIN et LEROY (d'Evreux). — Syndrôme de goître exophtalmique survenu chez un goîtreux. *Presse Médicale,* 14 juin 1897).

VINCENT. — (*Bulletin de la Société médicale des Hôpitaux de Paris*). Rapports de la Maladie de Basedow avec le rhumatisme articulaire aigu, 15 mars 1907.

WEIL et DIAMANTBERGER. — Goître exophtalmique et rhumatisme. (*Bulletin de la Société de Médecine pratique de Paris,* 1891, pagés 582 à 596).

WITMER. — Endresultate nach operativer Behandlung der Basedowischen. *Krankheit (Beitrage Zur Klin. Chirurgie.* Bd, 29, 1901).

(Statistique de Krönlein (Zürich).

9 782013 683739